AF384975

QUELQUES CONSIDÉRATIONS

SUR LA

SAIGNÉE GÉNÉRALE

PAR LE

Dʳ Jules DASPRES

LYON

IMPRIMERIE DU SALUT PUBLIC

33, RUE DE LA RÉPUBLIQUE, 33

1888

THÈSE POUR LE DOCTORAT

QUELQUES CONSIDÉRATIONS

SUR LA

SAIGNÉE GÉNÉRALE

PAR LE

Dr JULES DASPRES

LYON

IMPRIMERIE DU SALUT PUBLIC

33, RUE DE LA RÉPUBLIQUE, 33

1888

INTRODUCTION

En ces temps de réaction contre la saignée il y a peut-être quelque courage à soutenir une thèse en sa faveur.

Le dédain de cette médication marque la seconde moitié de ce siècle dont la première a vu au contraire une brillante école qui la mettait en pratique.

D'où vient cette réaction ? D'où elles viennent toutes, à la suite d'exagérations. Certes l'exagération dans l'emploi des émissions sanguines avait été grande, l'abus excessif ; mais la réaction a été par trop violente. Celle-ci a-t-elle eu, d'ailleurs,

sa raison d'être ? A l'époque où les émissions
sanguines ont commencé à tomber en défaveur,
on n'avait même pas l'excuse des connaissances
physiologiques sur lesquelles on a pu s'appuyer
depuis.

C'est donc presque sans motif qu'on a repoussé
la saignée. Toutefois cet ostracisme a été fait surtout au nom de l'anémie. Plus de pléthore, plus de
congestions, plus d'inflammations franches, plus
de tension vasculaire. Partout des anémiés affai-
blis, décolorés, n'ayant qu'un sang appauvri,
déglobulisé, partout la prétendue pléthore séreuse ;
c'était une grande faute de soustraire une goutte
de ce sang déjà si mauvais. Aussi voit-on à ce
moment tous les efforts tendre à rendre par l'ali-
mentation le liquide sanguin plus riche, et des
médecins mettre les fièvres typhoïdes au beefsteack
saignant. C'est le triomphe des Eupeptiques, tout
traitement qui se respecte doit contenir son petit
contingent d'extrait de viande sous toutes les
formes. Et la terreur qu'inspire cette anémie
est telle, qu'elle gagne le peuple qui court affolé
aux abattoirs, pour boire des verrées de sang

chaud dans le vain espoir d'y trouver la régénération.

Elevés au milieu de cet effarement, les jeunes médecins ne peuvent que partager l'horreur qu'on leur inspire des émissions sanguines, et comme le dit le D'' Peter, la saignée, cette opération de petite chirurgie, deviendra bientôt la plus difficile en devenant la plus rare.

Nous avons eu personnellement, pendant le cours de notre internat à l'hôpital de Toulon, la bonne fortune d'être tenu en garde contre les exagérations systématiques dans un sens ou dans l'autre, relativement à l'emploi des émissions sanguines. Nous avons vu leur application raisonnée donner des résultats indéniables et nous-même nous avons pris l'initiative de pratiquer des saignées qui nous ont donné de véritables résurrections. C'est le résultat de cette observation que nous venons modestement apporter en faveur de la saignée, persuadé que le dédain extrême dont la thérapeutique l'a frappée, est injuste.

« Les vicissitudes séculaires de la médecine, a dit Fonssagrives (1), nous ont appris qu'un moyen qui est demeuré si longtemps dans la pratique ne peut en sortir définitivement sans injustice ; qu'il n'y est resté que parce qu'il avait du bon ; qu'il n'a disparu que parce que l'exagération s'en est emparée et qu'il n'attend qu'une occasion pour reparaître... Je désire que l'exagération également préjudiciable, de l'abus et de l'abstention, épargne la génération médicale qui s'élève. »

Ce sera donc toujours, quoiqu'on fasse et en dehors de toutes les théories, ce sera toujours, dis-je, la clinique qui fournira le plus de documents à la médecine, car c'est-elle en définitive qui permet d'enregistrer l'impartiale réalité.

Dans cette étude nous nous sommes inspiré des excellentes leçons faites à la Faculté de médecine de Lyon par M. le professeur Soulier et de la thèse d'agrégation de M. le D' Vinay (2),

---

(1) *Principes de thérapeutique générale.* Paris, 1875.
(2) *Des Emissions sanguines dans les maladies aiguës* : Thèse. Paris, 1880. — Vinay.

médecin des hôpitaux, le seul travail complet et original que nous possédions sur la matière.

Nous adressons nos remercîments à M. le professeur Soulier, qui a bien voulu accepter la présidence de notre thèse;

A M. le D' Bourgarel, médecin en chef doyen des hospices civils de Toulon, chevalier de la Légion d'honneur, qui nous a donné l'idée de notre thèse inaugurale et nous a aidé de ses conseils. Que notre maître reçoive en même temps l'expression de notrereconnaissance et de notre dévouement.

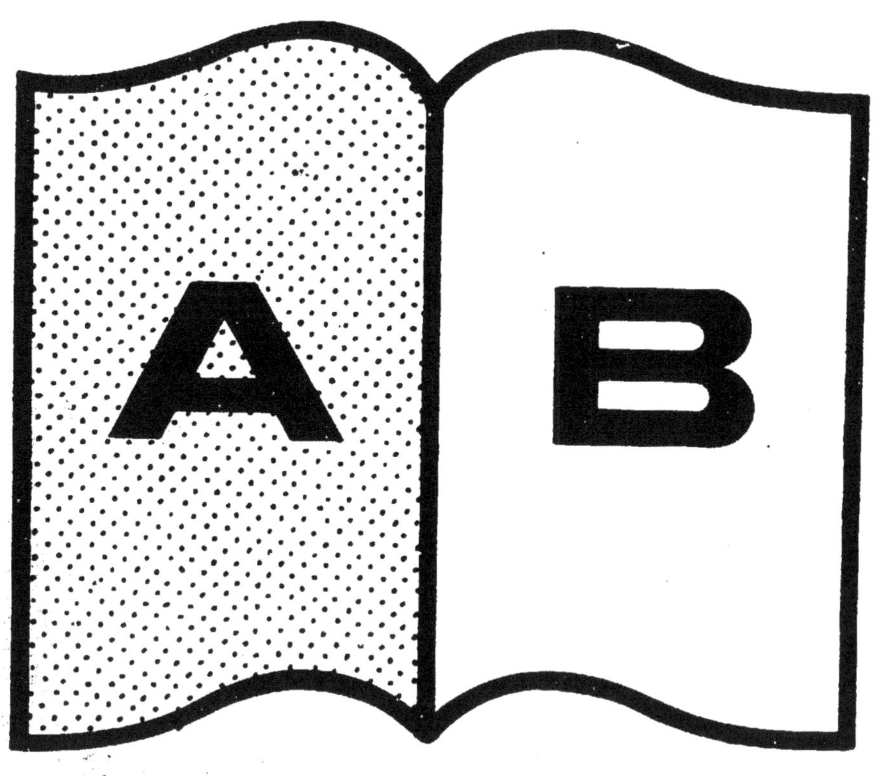

Contraste insuffisant

NF Z 43-120-14

HISTORIQUE

Quel est le premier médecin qui osa ouvrir une veine et faire couler le sang? La légende attribue l'invention de la phlébotomie à un hippopotame (Pline), ou au deuxième fils d'Esculape, Podalire, qui saigna aux deux bras la fille du roi de Corée, Damelus, après la guerre de Troie, 1100 ans avant Jésus-Christ.

Les livres hippocratiques représentent la saignée comme ayant été faite de tout temps. Le naturisme du médecin de l'île de Cos s'accommodait d'un moyen que les maladies emploient quelquefois pour une terminaison favorable. Mais la quantité de sang extraite devait être modérée, proportionnelle à la constitution du corps, la saison, l'âge, l'état général du malade *(Appendice au Traité du régime in acutis,* éd. Littré, t. II). Pour Galien, l'épuration du sang vicié par les humeurs peccantes qui encombrent le corps humain était la première indication de la saignée. Il fait de la phlébotomie un usage plus large qu'Hippocrate, mais avec quelques réserves. L'enfance est une époque où la perte de sang est mal supportée; à partir de quatorze ans seulement la saignée est autorisée, mais d'un cotyle à peine. Les opinions du médecin de Pergame régnèrent longtemps sans qu'on cherchât à progresser ni même à vérifier ses travaux; de là le proverbe : « Jurare in verba magistri. »

Aussi la phlébotomie trouva-t-elle peu d'adversaires pendant tout le moyen-âge et les premiers temps de notre ère. Au XVI⁰ siècle, Fernel distingue les saignées en « exiguës », « médiocres » et « ad deliquium ». Botal est un défenseur enthousiaste et exclusif de la phlébotomie : il en étend les indications même aux cachexies. La question du nombre des saignées est secondaire. Le médecin de Charles IX essaye de donner une formule rigoureuse de la quantité de sang à soustraire : 5 livres par jour, en deux fois, lui semblent un chiffre modéré. « Plus on tire de l'eau croupie d'un puits, disait-il à son ami Etienne Pasquier, plus il en revient de bonne : plus la nourrice est tétée par son enfant, plus elle a de lait; le semblable est du sang et de la saignée. »

Le XVIIe siècle vit en même temps le triomphe de la saignée et de la purgation. Toutes choses furent grandement faites sous le règne du grand Roi. Les historiens racontent que nul de ses sujets ne fut plus purgé ni plus saigné que lui. La formule de la saignée à outrance était à la mode. Guy Patin pratiquait à son confrère Mentel 32 saignées consécutives, 13 saignées en 15 jours chez un gentilhomme de 7 ans, atteint de pleurésie. Lui-même se faisait saigner pour un rhume. Chirac s'écriait : Petite vérole ! je t'habituerai à la lancette. Madame de Sévigné nous apprend que le chevalier de Grignan, atteint de variole, succombait à la septième saignée. Et cependant, au commencement du siècle, Harvey avait découvert la circulation du sang. Le premier il avait cherché à déterminer quelle quantité de sang renferme le corps, et chez une brebis, tuée par hémorrhagie, il n'avait trouvé que 4 livres. Le zèle des Pédants sanguinaires, comme les appelait Guy de la Brosse, ne se ralentit point. Le sophisme avait encore raison de l'expérimentation, témoin le curieux raisonnement d'un nommé Bazin dans sa thèse : « Si le sang circulait, il serait impossible d'en tirer, puisque la perte subie serait immédiatement réparée ; or la saignée ne peut être une chose inutile ; donc le sang ne circule pas. » Vers la fin du siècle,

Allen Moullin reprenait les expériences de Harvey : il ne fut pas plus écouté que son illustre prédécesseur.

Les médecins du XVIIIe siècle n'abandonnèrent point la saignée. Bordeu saigne encore, mais l'auteur des Recherches sur le pouls semble blâmer l'excès. Un doyen de la Faculté, ridiculisé par Lesage dans son roman de Gil-Blas, Hecquet, soutenait qu'on a toujours assez de sang pour vivre.

Dans la première moitié du XIXe siècle, avec Broussais, la saignée est la seule méthode rationnelle capable de lutter contre l'irritation. Bouillaud inaugure la méthode des saignées coup sur coup. Défendue par le talent et l'autorité de pareils maîtres, la saignée jeta un vif éclat, mais elle ne devait pas leur survivre.

Pendant ces trente dernières années, une réaction violente s'est élevée contre l'engouement d'autrefois : le résultat a été en France un abandon complet, en Allemagne un dédain absolu. L'Italie, quoique plus tardivement, a fait table rase d'une médication qui naguère lui était chère : mais le vent des idées allemandes n'avait pas encore soufflé dans les écoles de la Péninsule. Les chirurgiens anglais n'ont jamais renoncé à reconnaître quelque utilité à la saignée. Le discours de sir James Paget (1875) à l'Association médicale anglaise est un plaidoyer en faveur de la saignée (1).

Mais, obéissant à une tendance bien connue de l'esprit humain, nous avons peut-être dépassé le but. Aussi semble-t-il qu'il y ait un léger mouvement de retour vers cette médication. Le Dr Peter a toujours été un fidèle partisan de la phlébotomie. Hayem, Dujardin-Beaumetz, dans leurs leçons, conseillent une abstention moins systématique, désirent une restauration de la saignée basée sur une étude scientifique rigoureusement fondée sur l'expérimentation. En 1883, M. Aimée Philippart de Tournay s'élève contre le discrédit de la saignée et exprime son étonnement en constatant que les médecins attachés au bureau central n'ont présent, en 1867, sur 8,000 consultants, que 2 saignées, alors qu'en 1852 ils en avaient ordonné 1259.

En 1884-85, l'Académie Royale de Belgique posait au concours la question suivante : « De l'action physiologique des émissions sanguines », et elle décernait une récompense de 500 francs à M. Léon Frédericq (2), l'auteur d'un mémoire favorable à la saignée. L'année dernière, un de ses membres les plus distingués, M. Hambursin,

---

(1) *British medical journal* 1875, volume I.
(2) *Travaux de Laboratoire*, Gand, 1886.

engageait une brillante discussion sur les avantages de la phlébotomie. A. Robin fait l'éloge des
émissions sanguines, dans ses cliniques.

M. Vinay, en 1880 déjà, dans les conclusions
de sa thèse d'agrégation, avait dit :

« Pour être devenues purement symptomati-
ques, les indications n'en sont pas moins réelles et,
quoique réduites à de plus humbles proportions
qu'autrefois, il y a nécessité à les conserver dans
la pratique... La saignée doit donc nous revenir,
car il n'est pas possible qu'on la délaisse plus
longtemps. Que l'on discute la fréquence plus ou
moins grande de son emploi, mais au moins qu'on
la connaisse et, si l'on recule devant l'opération,
que ce ne soit ni par peur, ni par dédain. »

DE L'ACTION PHYSIOLOGIQUE
DE LA SAIGNÉE

—

I. — Action sur le sang

Après les expériences de Girard (1) et les citations de Piorry et de Colin, le renouvellement rapide de la masse sanguine après une saignée est un fait devenu classique. La reconstitution

---

(1) « Girard ayant tiré à une jument de taille moyenne : 10 kilog. de sang le premier jour, 10 le deuxième, 8 le troisième, 8 le quatrième, 7 le cinquième, 9 le sixième, recueillit encore à l'ouverture du cadavre, après cette dernière saignée, 5 kilogr. de liquide : en tout 57 kilogrammes. Comme cette dernière quantité représentait environ deux fois celle qui devait être contenue dans les vaisseaux au début de l'expérience, il en résulte que, en six ou sept jours, il s'est formé une masse de sang équivalente à celle existant au début. »
Colin (*Physiologie comp. des animaux domestiques*, 2ᵉ vol., p. 561)

comme quantum est de quelques heures à deux jours, dit Frédericq; elle serait instantanée pour Von Regeczy et produite aux dépens de la lymphe interstitielle, d'où la résorption de celle-ci. Ce drainage des tissus entraînerait un résultat thérapeutique : la résorption possible d'épanchements, d'infiltrations. Les muqueuses sont probablement desséchées, entre autres la muqueuse buco-pharyngée, d'où la soif; si celle-ci est satisfaite, les liquides ingérés aident évidemment à la reconstitution du plasma. L'absorption est augmentée partout, et s'il est quelque poison sur une surface d'absorption, quelque auto-intoxication imminente, l'empoisonnement sera plus rapide.

La saignée fait baisser le nombre des *globules rouges*. Mais ici, la reconstitution du chiffre normal demande non seulement des jours, mais encore des semaines. Les recherches dans cette voie, inaugurées par Vierordt, ont été reprises par Hunerfauth et Buntzen en 1879.

Dans la thèse de M. Vinay, nous trouvons trois expériences de M. Laulanié de Toulouse :

1re *Expérience.* — Chien saigné de 1, 6 0/0 du poids du corps, rétablissement en quatre jours. — 2e *Expérience.* — Chien saigné de 1, 9 0/0 du poids du corps. Au bout de huit jours, retour à la normale encore éloigné. — 3e *Expérience.* — Jument. Après trois saignées de 6 kil., 5 kil., 6 kil., faites en trois jours, abaissement du nombre des globules à 2.827.000 le lendemain de la dernière saignée. Au bout de cinq jours, rétablissement presque complet

Les premières recherches de Hayem ont porté sur l'homme; il existe deux observations datant de 1875. La première concerne un individu atteint d'hémiplégie, consécutive à une embolie, à qui l'on fit une saignée de 340 grammes environ. Au bout de quinze jours, le chiffre initial des globules n'était pas encore atteint. Dans la seconde (néphrite aiguë, saignée de 340 grammes, puis application de quelques ventouses), la réparation fut complète au boutde dix jours. Il va de soi que le sang s'appauvrit en hémoglobine en même temps qu'il s'appauvrit en globules. Et même, d'après Otto, la proportion d'hémoglobine diminuerait plus (9.97 0/0) que ne diminue le nombre des globules (8.74 0/0). M. le professeur Renaut a d'ailleurs constaté directement chez la grenouille que la saignée appauvrissait les globules en hémoglobine.

« Lorsqu'on a saigné, dit-il, une grenouille à blanc par le procédé décrit par Ranvier et qu'on observe les effets de l'hémorrhagie sur le sang, on voit que les 2/3 au moins des globules rouges ont subi une altération profonde. — Ces globules se déchargent de leur hémoglobine d'une façon très variable. Les uns ne possèdent plus d'hémoglobine qu'autour du noyau qui cesse d'être godronné et se développe.

D'autres se comportent de la même façon relativement à la perte en hémoglobine, leur noyau redevient bien vésiculeux, mais il paraît comme formé par une membrane sèche qui s'est déplissée et arrondie en sphère et dont le centre n'est pas formé par une substance que les réactifs teignent énergiquement, mais bien par un liquide qui n'a point la composition normale du noyau et qui semble venu du dehors.

Le noyau de ces globules s'est comporté comme s'il était formé par une vessie chiffonnée qu'une injection aurait développée. Je me suis assuré cependant que ces noyaux desséchés étaient bien en place.

Un certain nombre de globules restent inaltérés et forment environ le tiers de la somme totale. Leur noyau se colore faiblement par le carmin et par la purpurine. Le limbe ne se décharge pas d'hémoglobine.

Je crois conclure de là, avec quelque vraisemblance, que les globules lésés par l'hémorrhagie sont principalement, d'une part les globules encore jeunes et dont le noyau acquiert une nouvelle vitalité sous l'influence de l'irritation et, d'autre part, les globules déjà anciennement formés. Il n'y a que les globules présentant les caractères de l'état

adulte qui semblent résister au traumatisme. »
(Thèse du Dr Vinay, p. 35).

Un autre fait important est la reproduction
rapide des hématoblastes, la crise hématoblas-
tique de Hayem, laquelle demande un grand effort
de la part de l'organisme, ou plutôt lui inflige de
grandes pertes qu'il doit pouvoir supporter. L'action de la saignée sur les *globules blancs* est sans
importance : leur nombre diminuerait propor-
tionnellement moins que celui des hématies.

Fibrine. — Les auteurs ne s'accordent pas sur
ce point. — Quelques-uns ont dit que la saignée
augmentait la quantité de fibrine parce que la
coagulabilité du sang est augmentée. Brücke a
manifestement prouvé que la saignée diminuait la
fibrine du sang, ce qui ne pourrait ne pas être puisque la lymphe interstitielle aux dépens de laquelle le
plasma se reconstitue est beaucoup moins fibri-
neuse que lui. La coagulabilité plus grande du
sang, après la saignée, prouve précisément le contraire de ce que l'on croyait. Le sang se coagule
d'autant plus lentement qu'il contient plus de
fibrine. Frédericq à ce sujet, rappelle combien il
est difficile quelquefois de faire périr un chien
d'hémorrhagie, en adaptant une canule à une
artère, précisément parce que le sang se coagule
de plus en plus rapidement à chaque instant.

Gaz du sang. — MM. Arloing et Vinay ont constaté dans le sang artériel l'oxygène et l'acide carbonique diminués, celui-ci moins que celui-là ; le fait persiste même plusieurs jours. Ils en concluent que l'oxygénation est diminuée, que les combustions sont ralenties. — Avant eux, MM. Urbain et Mathieu, MM. Jurgensen et Hüfner, avaient observé une diminution des gaz du sang ; mais, comme le dit M. Vinay « ces expérimentateurs ont négligé d'indiquer le rapport qui peut exister entre la modification des chiffres des gaz, quantité de sang évacué et le poids du corps, de sorte qu'il est impossible de puiser dans leurs recherches des indications applicables à l'emploi de la saignée dans les maladies. »

Dittmar Finkler (1875), Otto (1885), ont obtenu des résultats différents. L'oxygène est très peu diminué dans le sang artériel, il y serait même souvent augmenté par suite d'une ventilation pulmonaire plus active. Dans tous les cas, relativement à la proportion d'hémoglobine toujours diminuée, il y est plus près de son point de saturation. Dans le sang veineux par contre, l'oxygène a toujours beaucoup diminué parce que la circulation est ralentie et par conséquent le sang reste plus longtemps en contact avec les tissus. M. Frédericq compare le sang artériel et le sang veineux. Il a calculé le quantum d'oxygène consommé en même temps qu'il recherchait sur quels éléments

portait plus spécialement la combustion. Il a
trouvé que chez l'organisme à jeun saigné, c'était
non la graisse et le glycogène qui étaient combu-
rés, mais l'albumine. La saignée ne diminue la
consommation d'oxygène que momentanément,
tandis qu'elle gaspille le combustible le plus pré-
cieux de l'organisme, les substances albuminoïdes.
Après un temps court il y a plus d'oxygène consommé. Les oxydations sont augmentées en dépit
des apparences, c'est-à-dire malgré la diminution
de la température rectale, celle-ci devant être rapportée à l'augmentation du rayonnement calorique.
C'est là la seconde crise hématique comme le dit
M. Soulier, crise à placer à côté de la crise héma-
toblastique, autant qu'elle sinon plus, au passif
de la saignée.

M. d'Arsonval a trouvé que les saignées
augmentaient la proportion des peptones dans le
sang.

II. — Action sur la respiration

La saignée modifie la respiration. Ainsi, tandis
qu'à l'état normal la pression carotidienne
augmente pendant l'inspiration, diminue pendant
l'expiration, M. Frédericq a constaté que l'inverse se produit, si la saignée est dangereuse,

(2ᵉ phase d'une saignée mortelle entre 3 et 4 0/0 du poids du corps). Mais le fait qu'il signale tout d'abord dans l'action de la saignée sur la respiration, c'est la discordance que la saignée produit entre la variation de la pression respiratoire et de la pression artérielle. En face de cette action modificatrice de la respiration, plaçons dans l'ordre thérapeutique son action eupnéique. Rappelons le fait célèbre de Magendie, du dyspnéique tellement soulagé qu'il suppliait qu'on n'arrêtât pas l'écouement de son sang.

III. — Action sur la pression vasculaire.

La pression artérielle est diminuée. Les physiologistes s'accordent à reconnaître que la chute de la pression sanguine, si la saignée est modérée, dure par trop peu pour que le thérapeute fasse sur elle quelque fondement. Mais voici un fait intéressant signalé par Frédericq : tandis que chez le chien, après une saignée modérée, la pression carotidienne remonte rapidement, chez le lapin, au contraire, la chute de la pression persiste. Frédericq lui-même en tire l'enseignement qu'il ne faut pas conclure trop rapidement du chien à l'homme. M. Lépine a vu baisser, après la saignée, d'une manière durable une pression artérielle anormalement élevée.

L'action sur la pression veineuse est insigni-
fiante, les physiologistes ne s'en préoccupent pas.

IV. — Action sur la vitesse du cours du sang.

Volkmann, Dittmar Finkler affirment la diminution de vitesse qu'expliquent suffisamment la
diminution marquée de la tension artérielle, insi-
gnifiante de la pression veineuse, et le resserre-
ment des artérioles périphériques. MM. Arloing
et Vinay trouvent avec l'hémodromographe de
Chauveau, au moins pour les saignées petites et
moyennes, la vitesse augmentée. La vitesse dias-
tolique surtout s'élèverait, la vitesse systolique
baisserait. Résultat final : irrigation du tissu
augmentée. La saignée semblerait donc indiquée
contre la stase sanguine.

V. — Action sur le pouls.

La saignée accélère le pouls. C'est un corollaire
de la chute de la pression artérielle. Marey a dit
en 1856 : le cœur bat d'autant plus vite qu'il
éprouve moins de peine à se vider. La force du
pouls est aussi diminuée, le dicrotisme exagéré.

Plaçons ici une remarque de M. le professeur Soulier : pouls fort et pouls ample sont loin d'être synonymes, dit-il. Le pouls de l'insuffisance aortique est le type du pouls ample mais faible parce qu'il est dépressible. Il n'est fort que dans un temps extrèmement court puisque la ligne d'ascension de la courbe sphygmographique est verticale. Le pouls fort est un pouls non dépressible. Au temps prospère du vitalisme, alors qu'un pneumonique de forte constitution présentait un pouls petit, l'on répétait avec solennité : oppression des forces radicales par le stimulus inflammatoire ; et de la saignée, qui faisait succéder à ce pouls un pouls ample, on disait qu'elle avait supprimé cette *oppressio virium*. Or, le plus souvent, il ne s'agissait là que d'un pouls ample, il est vrai, conséquence inéluctable d'une diminution dans la pression sanguine.

L'action de la saignée sur les capillaires ou plutôt sur les artérioles périphériques serait importante à connaître d'une manière précise. Il semble que le plus ordinairement les artérioles se contractent comme pour maintenir la pression sanguine en adaptant le contenant au contenu. Mais cette vaso - constriction, la saignée terminée, ferait place au fait inverse, d'où augmentation de la moiteur de la peau et du rayonnement de la chaleur par la périphérie cutanée (Frédericq) C'est cette diaphorèse que les anciens demandaient à la saignée, c'est pour elle que Sydenham saignait les varioleux chez lesquels l'éruption ne se faisait pas.

VI. — Action sur la température.

Traube, Maurice, Billet ont constaté une diminution de la chaleur fébrile, souvent très faible, toujours passagère. D'après Gatzuch, l'abaissement thermique peut varier de de 1° à 2°. Thomas, dans ses recherches sur la pneumonie, a noté une chute de la température bientôt suivie d'une ascension supérieure à la chaleur antérieure à l'opération.

Les recherches de Marshall-Hall, Spielmann, Frese aboutissent à cette conclusion que la température s'abaisse de 1° après une saignée, puis qu'elle s'élève au-dessus de la normale.

Hayem a remarqué que « quelque temps après la saignée la température s'élève parfois au-dessus du chiffre primitif; que, dans les hémorrhagies répétées, il se produit un abaissement de quelques dixièmes de degré et qu'enfin on observe une chute plus marquée de plusieurs degrés, quand l'anémie est profonde et que les animaux succombent par affaissement graduel (1). »

____

(1) Leçons sur les modifications du sang.

La chaleur centrale est donc généralement abaissée. A côté de ce résultat, si illusoire et passager que le veuille Lorrain, il y a un inconvénient qui préoccupe le physiologiste. M. Frédericq, après des expériences consciencieusement conduites est arrivé à cette conviction : que la saignée en dépit de l'abaissement de la température rectale, léger du reste, augmente l'intensité des combustions interstitielles et cela aux dépens de nos albuminoïdes de constitution.

VII. — ACTION SUR LA NUTRITION.

Si la saignée augmente les combustions intersticielles, elle active encore plus, d'une manière générale, le mouvement nutritif; s'il peut y avoir pendant la saignée ou de très courts instants après, comme des faits signalés par Goll semblaient le faire admettre, plutôt un ralentissement des processus de nutrition, la réaction se produit bien vite.

Bauer de Munich a signalé l'augmentation de l'urée.

Lépine et Flavard (*Société de Biologie* 1880) établissent :

1° Que non seulement l'élimination de l'urée est augmentée, mais encore celle de tout l'azote urinaire;

2° Que l'acide phosphorique est également en

excès dans l'urine, même relativement à l'azote,
fait prouvant que la dénutrition s'exerce plus
spécialement sur les tissus riches en phosphore.
On peut le mettre en regard de la dépression nerveuse qui suit une perte de sang considérable.
M. Arloing semble croire que cette augmentation
de l'azote, de l'acide phosphorique dans l'urine
peut être rapportée non pas tant à des troubles de
nutrition qu'à la vitesse augmentée du sang, au
lavage des tissus et à l'entraînement mécanique
des produits azotés oxydés. Perl a démontré
expérimentalement que la dégénérescence grais-
seuse du cœur peut être provoquée chez des
chiens par des saignées abondantes, c'est-à-dire
dans lesquelles la quantité de sang soustraite à
l'économie s'élève à 3 ou 3 1/2 0/0 du poids du
corps, saignées qui étaient répétées tous les 5-7
jours (1).

VIII.— Action sur la digestion

. Une abondante saignée, au moment de la pléni-
tude de l'estomac, diminue la puissance du suc
gastrique, cause des nausées, des vomissements.
A ce titre, elle est un des trois vomitifs excep-

---

(1) Thèse, Dr Vinay, p. 55.

tionnels que M. Luton *(Etudes de thérapeutique, 1882, Paris)* recommande en cas d'indigestion grave. Les deux autres sont le chloroforme inhalé, la morphine dans l'hypoderme.

La saignée diminue la bile, mais elle paraît augmenter les sueurs ; je ne parle pas des sueurs qui accompagnent l'état nauséux, je signale cette douce moiteur en rapport probablement avec la dilatation des vaisseaux périphériques qui succède à leur contraction.

INDICATIONS SPECIALES DE LA SAIGNEE

Le cadre dans lequel on peut ranger les indications de la saignée est fort restreint : la pathogénie des maladies mieux connue, l'interprétation raisonnée des faits ont de beaucoup contribué à le réduire.

Notre but n'est point de passer en revue toutes les maladies et de voir celles qui réclament ou non la saignée, mais d'examiner les principaux cas où nous croyons que le praticien doit avoir recours à ce moyen.

1er § INFLAMMATIONS

L'Inflammation est à l'origine de toutes les discussions sur l'utilité ou la non-utilté de la phlébotomie ; c'est le champ clos où se rencontrent volontiers partisans et adversaires.

Dans la pneumonie, qui est le type de l'inflammation, des notions plus précises sur celle-ci, les statistiques de Dietl et de Bennett en faveur de la méthode expectante, et les résultats de la médication tonique, nous ont rendu plus sobres d'émissions sanguines. Le médecin assiste souvent en simple spectateur à l'évolution vers la guérison de la maladie livrée aux seules ressources de la nature. Mais il y a des pneumoniques et non une pneumonie, et on est souvent obligé de faire violence au nihilisme de l'école de Vienne et de recourir à la lancette.

Et d'abord la prétendue jugulation de la pneumonie par la saignée existe-t-elle ? M. Hambursin (1) rapporte l'observation suivante :

OBSERVATION N° I.

Un de ces cas heureux a été observé chez un vieillard de 68 ans, fort, replet, pléthorique, mais dont l'affaiblissement de l'énergie nerveuse dénotait depuis un certain temps déjà une décadence prématurée.

Ce vieillard fut pris d'un grand frisson qui dura deux heures ; il éprouvait en même temps une douleur très vive dans un des côtés de la poitrine, accompagnée d'une dyspnée très-prononcée, de toux, de céphalalgie et d'une grande courbature générale. Le frisson passé, je constatai une sub-ma-

---

(1) Bulletin de l'académie royale de Médecine de Belgique, 24 octobre 1887.

tité dans la moitié inférieure du poumon du côté malade avec des râles crépitants fins, très abondants. Nul doute que je n'eusse affaire à une pneumonie à son début. Estimant qu'en raison des signes de caducité que l'on observait depuis un certain temps chez ce vieillard, il avait très-peu de chances d'échapper à une pneumonie, je le saignai largement au point de le faire pâlir et lui fis appliquer un grand nombre de sangsues sur le côté malade.

Le lendemain, à ma grande satisfaction, les phénomènes locaux et généraux de la pneumonie avaient disparu.

L'auteur conclut que de tels faits sont rares, mais qu'il n'est point douteux qu'ils n'aient parfois été observés.

L'utilité de la saignée dans la pneumonie, tant que l'exsudat n'est pas formé, est une opinion acceptée. Mais comme le dit M. Lépine (article *Pneumonie lobaire, in dict. de méd. et de chirurgie prat.*) l'exsudat ne se fait pas tout d'un coup, une vaste hépatisation ne s'opère pas tout d'un bloc, mais par poussées ; donc l'opération faite le troisième et même le quatrième jour, n'arriverait pas trop tardivement pour exercer une influence sur le processus d'exsudation.

M. Vinay s'exprime en ces termes : « Il y a tout lieu de croire qu'une émission sanguine générale modérera, au moins indirectement, l'orgasme inflammatoire qui existe au niveau des parties malades. La diminution de pression qu'elle détermine dans l'arbre circulatoire tout entier, les modifications si nettes qui surviennent dans la constitution du sang, la diminution des éléments vecteurs de l'oxygène, l'appauvrissement du plasma en matériaux plastiques, combattront le travail morbide, bien qu'ils ne puissent atteindre la lésion primordiale. »

Le malade est en imminence d'asphyxie par suite d'une congestion intense et généralisée du poumon. La dyspnée, pour Andral, plus que l'état du pouls, indique la saignée.

Une seconde indication est tirée de la constitution robuste du pneumonique, de la force du pouls, de la récurrence radiale, des contractions cardiaques se faisant avec une énergie morbide. La face est vultueuse, les conjonctives injectées, la peau sèche et colorée, enfin tout ce cortège de symptômes qui faisait dire à Récamier que ces malades sont *ivres de sang*. Mais comme le fait remarquer M. le professeur Soulier, un cœur se contractant avec trop d'intensité est bien à la rigueur une indication plausible de la saignée, mais c'est une indication rare. Avec M. Du Moulin, il admet que le plus ordinairement dans la pneumonie l'indication de relever l'action cardiaque est autrement plus fréquente que celle de la combattre. Aussi malgré l'énergie des contractions cardiaques, malgré la force du pouls, par crainte de voir tomber le cœur au-dessous de sa tâche, croit-il devoir ne conseiller la saignée que chez le malade manifestement pléthorique et d'une constitution robuste. La digitale satisfait également à cette médication de produire une sédation du cœur.

Les ventouses sèches ou scarifiées, les ventouses Junod, les sangsues, un vésicatoire, chez les enfants et les vieillards, chez l'adulte, en cas d'adynamie profonde, alors que l'indication d'urgence existe, doivent remplacer la phlébotomie.

M. Vinay ajoute deux autres indications, 1° l'état cérébral caractérisé par la somnolence, la torpeur, la turgescence des jugulaires manifestant une stase encéphalique ; 2° la grossesse dont la pneumonie est une complication grave. La saignée est quelquefois abortive, il est vrai, Hippocrate l'avait dit, mais la pneumonie l'est encore plus. Et la manière la plus sûre d'empêcher l'avortement c'est encore de traiter le plus énergiquement possible la pneumonie.

Pleurésie. — Autrefois on saignait encore plus les pleurétiques que les pneumoniques. Aujourd'hui on saigne bien rarement les pneumoniques et pas du tout les pleurétiques.

Méningite aiguë. — On songe beaucoup moins à la phlébotomie qu'aux sangsues au niveau des apophyses mastoïdes.

La péritonite localisée ou généralisée est beaucoup plus souvent traitée par les saignées capillaires que par la saignée générale.

Il n'en fut pas toujours ainsi. « Autrefois, on retirait à chaque malade qu'il s'agissait de traiter selon les principes de l'art, plusieurs livres de sang par des saignées générales; ensuite on couvrait le ventre de sangsues, on administrait 5 à 10 centigrammes de calomel à l'intérieur toutes les deux heures, et on frictionnait en même temps la peau du ventre et des cuisses, en ménageant ou en ne ménageant pas les plaies des sangsues, avec une grande quantité d'onguent mercuriel. Tel fut le remède, les patients mouraient et personne n'est venu demander s'il y avait eu des guérisons. » (Niemeyer : *Traité de Pathologie interne*).

S'il est une maladie pour le traitement de laquelle la saignée, après avoir compté à la fois de chauds partisans et d'ardents adversaires, soit aujourd'hui, d'un commun accord, abandonnée par tous, c'est bien le *rhumatisme articulaire aigu*.

Bien avant que Claude Bernard eut expérimentalement établi, que les troubles de nutrition provoqués par la section du sympathique engendraient comme une imminence locale de suppuration, la clinique avait reconnu, plus particulièrement à l'occasion du rhumatisme articulaire aigu, que les émissions sanguines favorisaient la suppuration. Guéneau de Mussy (1) écrivait en 1873 : « Je suis

---

(1) *Clinique*, t. I, p. 232.

même disposé à croire, d'après mes observations, que l'anémie favorise la terminaison de l'inflammation par suppuration dans les séreuses viscérales, la plèvre et le péricarde, et j'ai entendu faire la même remarque à mon ami le docteur Casalis. »

E. Quinquaud (*Chimie physiologique*, 1880), montre dans ses recherches que la lésion hématique consiste surtout dans une grande destruction de l'hémoglobine, de 125 à 130 grammes pour 1,000 grammes de sang, cette substance tombe à 76 grammes et même à 67 gr. 70. En outre, le le taux des matériaux solides s'abaisse dans des proportions colossales chez le rhumatisant. Ces matériaux et l'albumine en particulier descendent à 62, 60, 59 grammes au lieu de 90 grammes qui est le chiffre normal. Cette disproportion explique la tendance aux œdèmes dans la phlegmasie rhumatismale. Pour Gubler, comme pour Cullen qui l'avait déjà remarqué autrefois, le rhumatisme est une maladie anémiante et qui détermine une altération du sang caractérisée surtout par une aglobulie.

2° Congestions

C'est surtout dans les congestions, dites passives, que la saignée est un moyen héroïque. Si nous

prenons pour type l'hyperhémie pulmonaire liée
à un trouble cardiaque, nous voyons l'émission
sanguine produire une détente presque instantanée
sur le lieu de la scène morbide, partant dans tout
l'arbre circulatoire. Les résistances rencontrées
par le sang sont diminuées, le cœur reprend son
rythme habituel et la fonction pulmonaire s'accom-
plit avec plus de régularité. Ce résultat clinique,
manifeste dans les deux observations qui suivent,
a son explication dans l'expérience de Cohnheim,
citée par M. Vinay. « Si l'on enserre dans
une ligature la veine fémorale d'une grenouille,
on ne tarde pas à voir la circulation capillaire se
ralentir, puis se suspendre tout à fait. Mais aus-
sitôt qu'on détend la ligature placée à la racine
du membre, bien avant que le calibre du vaisseau
ait repris ses dimensions normales, on voit les globules rouges des capillaires reprendre leur course
accoutumée. Il suffit de la plus légère décom-
pression pour que le phénomène se manifeste. »

OBSERVATION N° II (Personnelle).

Le nommé I. G., âgé de 45 ans, d'origine italienne, chanteur ambulant, recueilli dans la rue, fut amené sur un bran-
card à l'hôpital pendant la visite et couché au n° 5 de la salle
Saint-Alexandre (service de M. le docteur Bourgarel), au
mois d'octobre 1887.

Il présentait un état dyspnéique extrême avec cyanose de la face et des extrémités. Respiration bruyante, saccadée aux deux temps. A l'auscultation, ronchus des deux poumons et battements du cœur faibles, désordonnés. Pouls petit. En présence d'une congestion pulmonaire aussi intense, je fus chargé de pratiquer une saignée : 300 grammes furent soustraits. Immédiatement les accidents de dyspnée se dissipèrent.

En quelques jours, le cœur régularisé par la digitale, se montra atteint d'une légère hypertrophie avec des claquements valvulaires gras et étouffés et de la douleur précordiale. L'interrogatoire du malade nous apprit alors qu'il avait eu, il y a plusieurs années, une atteinte de rhumatisme, que, depuis une quinzaine de jours, il était essoufflé au moindre effort, et que c'est tout-à-coup qu'il fut pris de ces symptômes ayant nécessité son transport à l'hôpital. — Pas de syphilis — pas d'habitudes alcooliques, au dire du malade.

Les phénomènes congestifs des deux poumons évoluèrent avec le temps. Il n'y eut pas d'autre émission sanguine.

La guérison de cet homme a été assez complète pour lui permettre de reprendre son métier de chanteur.

On peut le voir actuellement au n° 67 de la même salle où il est entré cet hiver avec une bronchite et un état emphysémateux. Les signes d'endocardite primitivement observés n'ont point changé — œdème malléolaire, le soir, disparaissant, le lendemain, par le repos de la nuit. Pas de troubles urinaires.

OBSERVATION N° III (Personnelle).

M. G., âgé de 40 ans, ouvrier dans le port de Toulon (chaudronnerie), fut pris dans la nuit du 10 janvier 1887, d'accidents subits de suffocation. J'accompagnai le docteur B., qui se rendit auprès de ce malade. En arrivant, nous trouvons M. G. présentant une pâleur de la face et de la peau voisine de la cyanose, une dyspnée extrême, une angoisse excessive, et le corps couvert d'une sueur visqueuse.

Renseignements pris, on nous fit connaître que c'était le premier accident de ce genre qui se manifestait chez M. G. Antécédents rhumatismaux.

A l'auscultation, nous constations aux deux poumons des signes de congestion absolument généralisée. Le cœur présentait des battements tumultueux, perceptibles surtout au bord gauche du sternum, avec un souffle pareil à celui d'un anévrysme de la crosse. Le pouls assez tendu était accéléré.

La gravité de la situation ne permettant aucune hésitation, les minutes paraissant comptées, une saignée fut décidée. Je pratiquai moi-même l'ouverture de la veine médiane céphalique gauche qui amena un sang noir, épais, coulant fort mal : aussi dus-je piquer la veine correspondante du bras droit. Le sang fut recueilli dans un vase de circonstance qui ne permettait pas de mesurer la quantité évacuée, je puis dire cependant qu'elle dépassait de beaucoup 500 grammes. La saignée n'était pas encore achevée que les accidents menaçants tombaient comme par enchantement ; l'angoisse, la dyspnée disparaissaient, et le malade achevait sa nuit dans le sommeil. Le lendemain et les jours suivants l'amélioration s'accentua.

Le souffle signalé était un souffle intense, systolique, nullement modifié par la respiration et l'attitude du malade, s'entendant dans une assez grande étendue, avec un maximum d'intensité sous le sternum, dans la région aortique. De la matité à ce niveau. L'auscultation du cœur aux lieux d'élection était négative. Égalité du pouls des deux radiales.

L'état des poumons persista assez longtemps avec des signes de plus en plus nets d'emphysème mais qui finirent par se dissiper. M. G. reprit son travail au bout de trois mois ; mais quelques temps après, à la suite d'un refroidissement, il fut repris, paraît-il, des mêmes phénomènes qui amenèrent rapidement la mort.

Il ne m'a pas été donné de le voir à cette rechute. L'autopsie n'a pas été faite, partant, le diagnostic n'a jamais été posé d'une façon précise.

Dans les congestions dites actives, dans celles, par exemple, qui existent autour d'un foyer d'inflammation, la cause n'est pas purement mécanique, comme dans les congestions passives ; il y a à tenir compte de l'influence du système nerveux sur les vaisseaux. M. Vinay pense avec M. Vulpian (*Leçons sur l'appareil vaso-moteur*, t. II), que l'irritation phlogogène est transmise par les nerfs centripètes, placés à sa portée, aux centres vaso-moteurs de la région ; l'activité tonique de ceux-ci, et, par suite, celle des vaso-constricteurs avec lesquels ils sont en rapport, se trouve suspendue, il en résulte une dilatation des vaisseaux correspondants. La réplétion sanguine locale est due ici à une diminution de résistance : l'afflux sanguin sera plus rapide en même temps qu'il est plus considérable. L'action déplétive de la saignée ne peut qu'être indirecte et aura pour seul effet de diminuer la pression artérielle et de réduire la masse du sang.

3° Hémorrhagie cérébrale.

Appelé quelquefois auprès d'un individu frappé d'un ictus apoplectique et pris d'une hémiplégie subite, nous avons toujours hésité à pratiquer une saignée. La difficulté du diagnostic entre l'hémorrhagie cérébrale et le ramollissement cérébral explique notre réserve ; la découverte des anévrysmes miliaires de Bouchard et de Charcot montre la phlébotomie sinon comme dangereuse, tout au moins comme inutile contre la rupture des artérioles cérébrales. Au surplus, le malade, souvent pris d'une attaque nouvelle, peut succomber sous la lancette, au grand étonnement de l'assistance, mais non à la satisfaction du médecin. — Dujardin-Beaumetz qui se montre l'adversaire de la médication spoliatrice au début de l'attaque d'apoplexie, reconnaît qu'elle peut rendre des service dans les cas d'encéphalite. Il conseille toutes les fois qu'après une hémorrhagie cérébrale surviendront de la fièvre et l'ensemble symptomatique qui caractérise l'inflammation de la substance cérébrale, d'intervenir soit avec des sangsues appliquées aux apophyses mastoïdes, soit avec la saignée générale.

4° Asystolie

La saignée est le spécifique de l'asystolie. Dans cette terminaison ordinaire des maladies du cœur, il se produit une tendance à l'équilibration du système à sang rouge et du système à sang noir ; il y a anémie dans les artères et stase dans les veines.

Si faible et si passagère que soit la chute de la pression veineuse obtenue par la saignée, en physiologie expérimentale, elle n'en existe pas moins et peut avoir, en clinique, un résultat. La saignée (1), abaissant d'une manière durable une pression artérielle anormalement élevée, doit avoir la même action sur la pression veineuse également au-dessus de la normale.

On peut donc espérer, dans l'asystolie, sous l'influence de la saignée, voir revenir le rapport normal, c'est-à-dire la pression artérielle se relever et la pression veineuse baisser.

Nous résumons ici une observation que nous devons à l'obligeance de M. Borry, interne des hôpitaux. Il s'agit d'une femme ayant un cœur pulmonaire, qui semble avoir été améliorée par la saignée.

____

(1) Cas de M. Lépine, *Lyon médical*, t. II, 1880.

La nommée F. V..., âgée de 33 ans, cuisinière, entrée le 19 mars 1888, salle St-Roch, lit n° 7, service de M. le Dr Bondet.

Rien de particulier dans les antécédents héréditaires ; pas de maladie dans la première enfance ; jamais de rhumatismes ; pas d'alcoolisme ; ni grossesse, ni fausse couche.

Cette malade était atteinte depuis 5 à 6 ans d'un catarrhe pulmonaire revenant chaque année au moment de l'hiver et durant un mois environ sans qu'elle fut obligée d'interrompre son travail. Au mois de janvier dernier, l'état général devint mauvais : amaigrissement, perte de forces, oppression apparaissant au moindre effort, expectoration jaunâtre.

Au mois de février, à la suite d'un refroidissement, elle eut des frissons, de la fièvre, un malaise général très marqué. Ces symptômes s'accentuèrent les jours suivants, en même temps que l'état pulmonaire s'aggravait et qu'il survenait de l'œdème des jambes.

19 mars. — Actuellement, on observe une dyspnée extrème : la malade se tient continuellement assise sur son lit. Cyanose de la face et des extrémités, dilatations variqueuses des pommettes et du lobule du nez ; refroidissement des extrémités, teinte violacée très-prononcée des muqueuses labiales et des ongles ; œdème des jambes peu marqué. Les paupières sont fortement œdématiées, l'enflure est plus marquée à l'avant-bras et à la main droite. Expectoration muco-purulente, jaune-verdâtre.

Au thorax : déformations emphysémateuses plus marquées en avant. Sonorité partout normale, plutôt exagérée.

Aux poumons : râles muqueux dans toute la hauteur des deux côtés et dans les cavités axillaires ; respiration puérile, exagérée.

Au cœur : La pointe a sa situation normale, elle n'est pas déjetée en dehors, elle bat plutôt en dedans de la ligne mamelonnaire dans le 5ᵉ espace intercostal. Le claquement des valvules est très-appréciable à droite au niveau et en dehors de l'appendice xyphoïde ; le ventricule droit est nettement dilaté ; pas de bruit de souffle, pas de bruit de galop ; rien à la base ; léger pouls veineux ; pouls petit, régulier.

Pas de troubles urinaires, pas de fièvre.

Etat stationnaire avec des alternatives de haut et de bas jusqu'au 13 avril. A ce moment l'œdème des jambes qui avait augmenté progressivement était considérable. Urines légèrement albumineuses. Le matin, la malade prend une suffocation, a des vomissements. Elle est très cyanosée. Râles fins en avant des deux côtés. Obscurité très-grande de la respiration aux deux bases en arrière. Tendance au bruit de galop droit.

On fait une saignée de 250 grammes. Amélioration immédiate subjective. Le soir la malade se trouve mieux.

16 avril. — On applique un tube de Southey à chaque jambe, l'œdème étant toujours très-considérable.

20 avril. — Bon état. La cyanose de la face a presque complètement disparu ainsi que l'oppression. Très peu d'œdème des jambes. Quelques râles disséminés. Le pouls est fort, régulier.

L'action bienfaisante de la saignée ne se dégage pas de cette observation d'une façon nette et absolue, car la malade a été traitée, depuis son entrée et à différentes dates, par la digitale et la caféine. Ces médicaments si héroïques en pareil cas, n'avaient pas paru produire un effet bien sensible. Toutefois, nous sommes fondé à croire que la saignée loin d'être nuisible, a puissamment corroboré et complété la médication précédemment employée. Nous retiendrons aussi la sensation de bien-

être éprouvée immédiatement par la malade, car
n'est-ce pas un avantage immense, comme le dit
sir J. Paget, que la confiance rendue momentanément au malade qui se sent revivre ?

5° Chlorose (1)

M. Dyes est partisan convaincu de la saignée
dans la chlorose.

La chlorose pour M. Dyes est l'analogue de la
malaria ; mais ce n'est pas une malaria urbana,
ainsi qu'on l'appelle quelquefois, c'est une malaria
médicale dont la thérapeutique moderne, depuis
l'anathème lancé par elle contre la saignée, est
responsable. Ou bien la chlorose se développe en
pleine santé, comme une fièvre, et cet état pyré-
tique semble être la période d'invasion de la
chlorose, qui, traitée par la saignée, n'eût été
ici qu'éphémère, ou bien telle pyrexie (fièvre
typhoïde), telle phlegmasie (pneumonie), qui,
saignée, aurait guéri rapidement, est suivie d'une
convalescence interminable qui fait place elle-
même à la chlorose.

____

(1) Die Bleichsucht Berlin 1887.

Le sang de la chlorotique présente deux caractères principaux : 1° un grand nombre de globules décolorés, visqueux ; 2° une proportion de sérum moindre qu'à l'état normal, d'où la consistance sirupeuse du liquide sanguin. Si ces caractères sont méconnus par les hématologistes modernes, c'est qu'ils se contentent de piquer ou d'inciser la peau pour recueillir du sang ; ils ne peuvent connaitre que la composition de celui des capillaires dans lesquels précisément les globules incolores, à cause de leur viscosité, ne s'engagent que difficilement. C'est le sang des veines qu'il faut étudier ; ici, bien loin d'une prédominance de l'élément plasmatique, il y a polyglobulie.

En outre, M. Dyes affirme chez les chlorotiques une augmentation du *quantum* sanguin en se basant sur ce fait que, en cas d'aménorrhée, l'établissement de l'hémorrhagie menstruelle suffit à la guérir. Naturellement il invoque aussi les succès de la saignée dans la chlorose pour affirmer cette pléthore. L'anémie tégumentaire n'est pas là en contradiction avec l'admission de l'élément pléthorique, parce que cette anémie s'explique par la proportion relativement faible des globules rouges chez les chlorotiques, par une véritable oligo-hémie cutanée, le sang chez elles comme chez le réfrigéré, quittant les téguments pour s'accumuler dans les veines profondes. Ces globules décolorés sont pour Dyes des globules

morts, par conséquent pyrétogènes. L'hyper-
thermie de la chlorose a été signalée pour la première fois par M. Humbert Mollière, et M. Jaccoud
volontiers s'accorde avec cette manière de
voir.

Bien loin que les globules décolorés soient produits par la chlorose, ils en sont la cause. Tout
état hyperthermique suffisant les produirait et le
frisson serait la première manifestation de leur
présence dans le sang. C'est précisément parce
que ces cadavres globulaires sont non-seulement
pyrétogènes, mais encore produisent par suite de
leur viscosité des troubles circulatoires, des stases
dans les capillaires, qu'il importe d'en débarrasser
l'organisme, soit pour le guérir de sa fièvre ou de
sa phlegmasie, soit pour prévenir la chlorose. Et
pour Dyes, il importe non moins pour guérir les
chlorotiques de recourir également à la saignée
parce qu'il n'y a pas de voie d'élimination pour ces
globules incolores si ce n'est celle d'une rupture
musculaire spontanée ou faite par l'art.

Disons bien vite qu'il saigne avec modération.
Il fait une petite saignée, souvent elle est unique,
et se borne en cas d'insuccès à la répéter après
quatre semaines, une seule fois.

De pareils faits sont assurément curieux, mais,
pour être admis, ils ont encore besoin du contrôle
de l'expérimentation. Malgré la conviction du

médecin Hanovrien, nous nous abstiendrons jusqu'à nouvel ordre d'user de cette thérapeutique dans le traitement de la chlorose.

6° Fièvre typhoïde

Au commencement du siècle, la saignée fut en grand honneur dans le traitement de la fièvre typhoïde ; mais les doctrines microbiennes qui jouent un si grand rôle dans la pathogénie des maladies infectieuses, devaient forcément faire abandonner cette médication.

Cependant, les évacuations sanguines par l'intestin venant au début ou dans le plein de la maladie, sauf, en un mot quand elles sont fournies par les ulcérations, ne nous ont pas causé l'effroi qu'elles donnent ordinairement au médecin. Nous avons souvent vu, lorsque la nature procède elle-même à ces pertes sanguines, la température baisser et les phénomènes de la plus haute gravité s'amender. Le cas de M. M.-J., offre l'exemple d'une des plus violentes entérorrhagies qu'on ait pu voir, et qui fut suivie de guérison :

OBSERVATION N° V (Personnelle).

Monsieur M. J., ingénieur civil, né à Lyon, âgé de 27 ans, d'une constitution robuste. Arrivé dans notre ville depuis deux mois environ, fut atteint, en octobre 1886, de fièvre typhoïde. Le symptôme le plus saillant était une chaleur excessive à la tête.

Le 11e jour de la maladie, il fut pris d'hémorrhagie intestinale et rendit environ un demi-litre de sang. Pendant quatre jours, la même évacuation se produisit, et les phénomènes de la maladie se dissipèrent rapidement.

On ne fit rien pour entraver cette hémorrhagie dont l'abondance était pourtant bien un peu effrayante.

Monsieur M. J., est aujourd'hui à Lyon en pleine santé.

M. le professeur Jaccoud dit, que l'épistaxis au deuxième septennaire, est salutaire chez les individus robustes atteints d'accidents cérébraux congestifs auxquels elles sert de dérivation critique.

C'est sous l'influence de ces idées que j'ai pratiqué la saignée dans un cas désespéré de fièvre typhoïde.

OBSERVATION N° VI (Personnelle).

La nommée J. B., âgée de 20 ans, domestique, forte constitution, entrée à l'hôpital au 12e jour d'une fièvre typhoïde, le 18 février 1887, lit n° 44 des femmes fièvreuses (service de M. le Dr Bourgarel).

M. le Dr L., praticien distingué de notre ville, qui avait soigné J. B. depuis le commencement de la maladie, nous apprit que le début avait été celui de toute dothiénenterie : faiblesse générale, épistaxis légères, douleur à la pression et gargouillements dans la fosse iliaque droite. La température avait suivi une marche régulièrement ascendante ; mais depuis 3 jours elle ne s'était jamais abaissée au-dessous de 40° avec de faibles rémissions matinales de quelques dixièmes de degré. Les antithermiques ordinaires, l'antipyrine, les lotions vinaigrées n'avaient pas eu raison de cet état fébrile.

Quand je vis la malade, c'était à la contre-visite du soir. Les accidents dominants étaient fournis par un état cérébral grave : délire, cris, agitation, trismus, carphologie — Respiration saccadée, — pouls tendu.

Je pratiquai une saignée ; 250 gr. de sang furent enlevés. Un moment après, je quittai le lit de la malade et malgré une sédation apparente, j'étais persuadé que l'infirmière du service viendrait bientôt m'annoncer l'issue funeste, qui n'était plus qu'une affaire d'heures.

Le lendemain, à mon grand étonnement, les symptômes cérébraux avaient presque complètement cédé. Le thermomètre dans le creux de l'aisselle marquait 38° le matin et 38° 9 le soir.

A partir du 20 février, l'évolution typhoïque se fit régulièrement. Les symptômes thoraciques et abdominaux ne présentèrent rien de particulier. Le thermomètre ne dépassa jamais le soir 38° 9.

Le 1er mars, la température descendait pour toujours à 37° et la convalescence commençait : elle fut un peu longue à cause de la stupeur qui a persisté jusqu'à la fin.

Exeat le 19 mars 1887.

Certes, nos maîtres ne nous ont jamais vanté cette médication et encore moins conseillé l'emploi des émissions sanguines chez les typhiques. Notre hardiesse sera sans doute taxée de témérité. L'excuse est peut-être dans le passage suivant de M. Richet :

« On est autorisé à tout faire, à tout tenter en présence d'un infortuné que les traitements ordinaires ne peuvent guérir ; par exemple un tuberculeux arrivé à la dernière période de consomption, ou un typhique qui agonise, ou un cancéreux qui voit devant lui la mort prochaine, alors tout est permis et pour ma part je vous conseillerais une thérapeutique bien plus téméraire que celle qu'on pratique quand on a affaire à ces malheureux. »

7° Mal de Bright

Néphrite aiguë. — MM. Lecorché et Talamon *(Traité de l'albuminurie et du mal de Bright, 1888)*, se déclarent partisans de la saignée dans le mal de Bright, au début, tant que l'on peut admettre que la lésion est manifestement inflammatoire.

La saignée combat : 1° l'engorgement vasculaire du rein et la stagnation du sang qui favo-

---

(1) Revue scientifique 1888. Physiologie et médecine.

risent d'une part l'altération des épithéliums et le passage de l'albumine, et qui de l'autre arrêtent la sécrétion de l'eau et des principes excrémentitiels ; 2° l'accumulation de ces principes dans le sang ; 3° la tendance du cœur à se dilater sous l'effort de la pression sanguine brusquement accrue. La saignée pratiquée à temps est ici non-seulement palliative, mais encore curative ; en face d'une récidive, on la réitère une ou deux fois. Ils ne conseillent ce traitement que chez l'adulte, et chez ce dernier anémié, il faut tenter au moins une fois l'épreuve de la saignée. Ils la tentent même dans les poussées secondaires, pourvu que la maladie ne soit pas très avancée. Les caractères d'une poussée franchement inflammatoire sont : des symptômes fébriles assez marqués, des douleurs lombaires, un pouls dur et tendu, des urines rares, foncées, fortement albumineuses ou hémorrhagiques.

L'urémie, pour ces auteurs, comateuse, convulsive ou dyspnéique, est due soit à l'action du sang vicié sur les éléments nerveux, soit à l'œdème cérébral ou pulmonaire. La saignée, dans le premier cas, agit comme dépurative, dans le second, comme résorbante. Il faut se borner à une ou deux saignées de 300 à 500 grammes ; chez les enfants, des sangsues derrière les oreilles ou au pourtour de l'anus suffisent. La saignée n'est utile que dans l'urémie brusque ; contre l'urémie lente, elle ne peut à peine que retarder l'issue funeste.

Mais, d'après M. le professeur Soulier, MM. Lecorché et Talamon laissent un peu trop dans l'ombre l'élément pression sanguine dont l'importance est surtout grande dans la néphrite scarlatineuse, dans les poussées inflammatoires secondaires, dans l'éclampsie puerpérale. Ici, le filtre rénal est tout à coup oblitéré. Aussi faut-il non-seulement saigner, mais encore saigner abondamment. L'expérimentation nous apprend que la saignée, très probablement, n'abaisse la pression qu'à la condition d'être copieuse.

OBSERVATION N° VII.

Peter : *(Leçons de clinique méd. III, p. 595).*

Un interne venait d'avoir une scarlatine légère et telle qu'il n'avait gardé la chambre que quarante-huit heures ; il ne tint compte ni de mes observations ni de mes conseils et reprit son service immédiatement. Cependant un matin, dans le décours de sa scarlatine, il se plaignit à moi du mal de tête, et je dis à son compatriote R..., « si le mal de tête persiste dans la journée, ne manquez pas de lui ouvrir la veine. » A trois heures de l'après-midi de ce même jour, on vint en toute hâte me chercher pour aller au secours de mon malheureux interne, qui, depuis trois heures déjà, était en état de mal éclamptique. Le cas était d'une gravité redoutable, et l'entourage considérait le malade comme perdu.

... Je mis un genou à terre et fis couler dans une cuvette 1200 gr. de sang : mais, en comptant ce qui s'était échappé de divers côtés, la quantité s'élevait bien à 1500 gr. A peine la saignée était-elle finie que le malade proféra le mot « papa », le premier qui fut sorti de sa bouche depuis qu'il était en état d'éclampsie. Quelque temps après, il se mit à dire : « Tiens il fait nuit. » Et il faisait grand jour ! Une demi-heure après il avait cessé d'être amaurotique et n'était plus qu'hémiopique. Pendant la soirée, on continua la méthode dérivative par l'administration de l'émétique en lavage.

Le lendemain matin, le malade était pâle, mais demandait à manger. Comme il était très-fortement albuminurique, on continua le traitement par l'emploi du lait et des huîtres

Au bout de cinq ou six jours il était guéri.

Que peut-on espérer de l'action dépurative de la saignée dans les accidents urémiques ?

Mais avant, quelle est la nature du poison ? Les principales substances qui entrent dans la composition de l'urine, les sels, les matières organiques et les matières colorantes ont été séparément incriminées. Feltz et Ritter créent la théorie de la potassémie qui explique les phénomènes de l'urémie par la rétention de la potasse dans le système circulatoire. Dans deux cas d'urémie cités par d'Espine de Genève, l'analyse du sang a démontré la présence de la potasse en quantité anormale. Les sels de soude et les terres ne sont pas toxiques. — L'urée est seule toxique, disent Wilson, Piorry, Gréhant, Quinquaud. Mais

Bouchard a démontré que la toxicité maxima de l'urée ne dépasse pas 1/9. Pour amener la mort d'un homme, il faudrait faire pénétrer dans son sang 580 gr. d'urée, quantité qu'il met 19 jours consécutifs à fabriquer. — Pour Cuffer, l'intoxication doit être attribuée à la créatine, à la créatinine, à la xanthine, à l'hypoxanthine. Les matières colorantes, à elles seules, forment les 2/5 de la toxicité totale des urines.

Les substances toxiques sont donc par ordre de toxicité : les matières colorantes, la potasse et l'urée. Mais, comme l'enseigne M. le professeur Teissier dans ses leçons à la Faculté, leurs toxicités réunies ne forment pas la toxicité totale de l'urine. Il y a encore autre chose. En effet, l'extrait alcoolique des résidus secs de l'urine a la propriété de produire le coma, le myosis, la salivation et l'hypothermie. La partie des résidus insoluble dans l'alcool amène les convulsions.

Prises séparément, ces différentes substances ne donnent lieu qu'à un symptôme. Mais c'est à la totalité de leurs actions que sont dus les phénomènes de l'urémie ou plutôt de l'urinémie. L'urémie n'existe pas, c'est urinémie qu'il faut dire.

Que fait-on lorsqu'on soustrait du sang à un urémique ? M. Bouchard (*Leçons sur les auto-intoxications dans les maladies, Paris, 1885*) répond :

« En enlevant 32 grammes de sang, vous lui enlevez 50 centigrammes de matières extractives. L'élimination quotidienne, par les urines est de 8 centigrammes. Vous lui enlevez donc ainsi le 1/16 de la matière extractive que l'urine aurait dû emporter. Ce résultat n'est pas insignifiant, car si le rein devait enlever en une heure ces 50 centigrammes de matières extractives, et si les accidents convulsifs ou comateux résultant de cette non élimination peuvent tuer le malade pendant cette heure, la saignée que vous faites peut sauver la vie du malade en lui soustrayant momentanément l'excès de substance toxique qui fait éclater les accidents mortels. En tous cas, il est certain qu'on soustrait à l'économie beaucoup plus de matières extractives par la saignée que par toute autre voie, la voie rénale exceptée ; car une saignée de 32 grammes en enlève autant que 280 grammes de liquide diarrhéique et que 100 litres de sueur.

D'ailleurs, ce n'est pas seulement 32 grammes de sang, la quantité que soutirent 2 sangsues, qu'on a à enlever en pareil cas. Marshal-Hall, Rayer et tant d'autres après eux, ont employé la saignée copieuse contre les accidents urémiques, et ils ont vu guérir des gens menacés de mort. »

8° Eclampsie puerpérale

Les avantages de la phlébotomie dans l'éclampsie puerpérale sont confirmés par de nombreuses observations ; des accoucheurs distingués en font le plus grand éloge. Madame Lachapelle *(Pratique des accouchements*, t. III) estime que pour la femme lymphatique, comme pour la femme sanguine, la saignée est réellement l'ancre du salut, que l'on doit passer par dessus la crainte chimérique d'accroître l'infiltration, cette incommodité diminuant naturellement après l'accouchement.

Depaul *(Bulletin de l'Académie de Médecine*, 1854) considère les émissions sanguines comme le seul moyen sur lequel on puisse véritablement compter et qui doit être la base du traitement qu'on oppose aux convulsions. M. Charpentier *(De l'influence des divers traitements sur les accès éclamptiques*, Thèse agrégation, Paris, 1872) cite les chiffres suivants, démontrant que les répétitions des émissions sanguines a donné de meilleurs résultats que la saignée simple.

A la Maternité :

Saignée simple,   36 pour 100 de morts
Saignées répétées,   33   --   —

Autres observations :

Saignée simple;   30,6 pour 100 de morts
Saignées répétées,   21,6   —   —

Depuis une quarantaine d'années, la saignée pendant la grossesse est trop abandonnée. Que s'est-il passé pendant cette période? « Un grand fait, dit M. Peter *(Leçons de clinique médicale,* t. II, 1878), il y a eu les analyses du sang d'Andral et Gavarret. Ces savants ont démontré que les femmes grosses avaient moins de globules; alors on a dit, outrepassant la logique : « toutes les femmes grosses sont anémiques ». Tous les accoucheurs modernes qui nous ont précédés, ont rapporté à la pléthore ce qu'il faut maintenant rapporter à l'anémie. Ainsi, selon la doctrine moderne, la congestion indéniable des poumons, du foie, des reins, l'hémoptysie, l'ictère grave, l'éclampsie, tout cela c'est de l'anémie. En conséquence, on a proscrit les saignées préventives que faisaient nos pères et l'on a vu s'accroître ainsi les attaques d'éclampsie albuminurique sous l'heureux ciel de Paris, tandis que la proportion n'a pas augmenté à la campagne où il y a de vulgaires praticiens. »

M. le docteur Bourgarel nous dit avoir employé la saignée à titre préventif chez des femmes dont les urines étaient fortement albumineuses, et qui avaient ressenti vers la fin de leur grossesse de

très fréquentes douleurs de tête. Sur cinq femmes qu'il a eu l'occasion de traiter par la saignée, quatre ont accouché très heureusement. Un autre fait curieux qu'il a bien voulu nous communiquer, est celui de Madame B. :

Mme B..., âgée de 34 ans, demeurant à Toulon, grande, forte, colorée, accouchait de son premier enfant en 1884. Des accès d'éclampsie des plus intenses s'étaient déclarés et motivèrent une grande précipitation dans l'accouchement, précipitation que je jugeai indispensable au point de vue des accès éclamptiques qui se succédaient toutes les cinq minutes.

L'accouchement terminé avec l'enfant mort-né, je songeai à pratiquer une saignée ; mais, après la délivrance, survint une hémorrhagie utérine d'une telle violence que la dame B. faillit être emportée sur le coup. Il est vrai que les accès d'éclampsie cessèrent absolument.

L'année suivante, Mme B. fut de nouveau enceinte. Je lui conseillai de se laisser saigner pendant sa grossesse, elle s'y refusa. Elle accouche sans attaques éclamptiques, mais l'enfant de belle apparence mourut au bout de trois jours de convulsions absolument inexplicables.

Un an après, elle était encore enceinte. Cette fois elle fut saignée copieusement au commencement du 7e mois et dans les meilleures conditions pour la mère et l'enfant qui vivent encore tous les deux.

Nous concluons donc avec MM. Peter et Vinay qu'il faut saigner la femme menacée d'éclampsie, qu'il faut saigner la femme atteinte d'éclampsie.

« Toutes les femmes grosses atteintes d'éclampsies sont albuminuriques. » Cette proposition de de Cazeaux a été confirmée par Frerichs, par Braun et la plupart des accoucheurs. Si vers le cinquième ou sixième mois de la grossesse l'acide azotique et la chaleur décèlent dans les urines la présence de l'albumine, le médecin devra surveiller de près sa malade, et, à la moindre apparition d'un symptôme prémonitoire d'éclampsie : céphalalgie, troubles de la vue, douleur épigastrique, dyspnée, vomissements, proposer la saignée.

CONCLUSION

Notre étude si incomplète qu'elle soit, nous a appris ce qu'a fait la saignée et ce qu'elle peut faire.

La phlébotomie a eu ses beaux et ses mauvais jours : son histoire, pour emprunter la spirituelle expression de M. Vinay, pourrait être intitulée : « Grandeur et décadence des émissions sanguines. »

L'expérimentation nous enseigne qu'un grand nombre d'effets physiologiques de la saignée sont peu durables, en conséquence utiles seulement pour parer à un danger immédiat ; que les troubles apportés dans l'organisme par la répétition des émissions sanguines peuvent être considérables.

D'autre part, l'observation clinique enregistre de temps en temps des faits qui peuvent être considérés comme des succès remarquables ; elle nous montre son utilité soit au début des phlegmasies, dans la pneumonie, quand le sujet est vigoureux et la dyspnée intense, soit dans les congestions actives, surtout passives, tenant à un trouble de la circulation cardio-pulmonaire, dans la néphrite aiguë et dans une de ses formes, l'éclampsie puerpérale.

La saignée, comme le fait remarquer M. Lépine, est une arme à deux tranchants qui blesse mortellement si elle n'est pas bien maniée. Aussi, croyons-nous qu'on doive faire de la phlébotomie une application prudente, conforme aux règles de l'observation et de l'expérimentation, et recourir à la lancette dans des indications nettes, précises.

Enfin, nous dirons avec M. Vinay que la saignée ne mérite pas l'abandon dans lequel elle est tombée actuellement, qu'il est difficile d'admettre qu'une méthode de traitement qui a subi l'épreuve des générations médicales, qui a été défendue par des cliniciens de premier ordre, n'ait été qu'une pure illusion et une erreur thérapeutique.

Vu :

Le Doyen, LORTET.

Le Président de Thèse, H. SOULIER.

Permis d'imprimer :

Le Recteur, E. CHARLES.

Lyon, le 24 avril 1888.

Lyon. — Imp. Bellon, rue de la République, 55.